Il Manuale per Sostenere Il Benessere Mentale Ed Emotivo

L'Importanza Del Supporto Al Benessere Mentale Ed Emotivo

Il benessere mentale ed emotivo è essenziale per la salute e la felicità complessiva. Si riferisce ad uno stato in cui un individuo è in grado di far fronte allo stress normale della vita, lavorare in modo produttivo e contribuire positivamente alla propria comunità. Quando abbiamo un buon benessere mentale ed emotivo, siamo in grado di fare scelte sane, formare relazioni positive e gestire situazioni difficili.

Il benessere mentale ed emotivo svolge anche un ruolo critico nella salute fisica. Lo stress cronico, ad esempio, è stato associato a una varietà di problemi di salute fisica, tra cui malattie cardiache, diabete e obesità. Inoltre, le condizioni di salute mentale come l'ansia e la depressione possono portare a una varietà di sintomi fisici. Affrontando il nostro benessere mentale ed emotivo, possiamo migliorare anche la nostra salute fisica.

Un buon benessere mentale ed emotivo può anche migliorare le nostre relazioni e interazioni con gli altri. Quando ci sentiamo mentalmente ed emotivamente bene, siamo più propensi ad essere pazienti, comprensivi ed empatici. Questo può portare a relazioni migliori con amici e familiari, nonché a interazioni migliorate sul posto di lavoro.

Il benessere mentale ed emotivo è anche strettamente legato alla nostra capacità di imparare, crescere e raggiungere i nostri obiettivi. Quando ci sentiamo mentalmente ed emotivamente bene, siamo più motivati ed impegnati nel nostro lavoro, negli studi e nelle attività che ci piacciono. Ciò può portare a miglioramenti nella prestazione, nella soddisfazione e in un senso di realizzazione.

Infine, il benessere mentale ed emotivo è essenziale per la salute e la felicità complessiva, gioca un ruolo critico nella salute fisica, migliora le nostre relazioni e interazioni con gli altri, e ci aiuta a raggiungere i nostri obiettivi e a realizzare il nostro pieno potenziale. È importante prendersi cura del proprio benessere mentale ed emotivo e cercare aiuto se necessario, poiché ciò può portare ad una vita più felice, più sana e più soddisfacente.

Auto-Cura

L'auto-cura si riferisce alle azioni e alle pratiche in cui gli individui si impegnano per prendersi cura del proprio benessere fisico, mentale ed emotivo. È un approccio proattivo per mantenere e migliorare la propria salute e il proprio benessere complessivi. L'auto-cura comporta l'individuazione dei propri bisogni e l'assunzione di provvedimenti per soddisfare tali bisogni in modo coerente e continuativo.

Esistono molte forme diverse di auto-cura, e ciò che funziona per una persona potrebbe non funzionare per un'altra. Alcuni esempi di attività di auto-cura includono:

- Mangiare una dieta sana

- Fare esercizio e attività fisica
- Dormire a sufficienza
- Praticare la mindfulness e la meditazione
- Leggere o dedicarsi ad un hobby
- Trascorrere del tempo all'aperto
- Tenere un diario o scrivere i propri pensieri
- Stabilire dei confini e dire "no" alle richieste che non sono in linea con i propri valori e obiettivi

L'auto-cura è un aspetto importante del benessere complessivo ed è particolarmente importante durante i momenti di stress o di cambiamento. Aiuta a migliorare il nostro umore, a ridurre l'ansia e la depressione, a ridurre il rischio di malattie croniche e a migliorare la nostra salute fisica e mentale complessiva.

Ci consente anche di far fronte meglio alle richieste della vita quotidiana e di essere più resilienti di fronte a situazioni stressanti e sfide.

È importante sottolineare che l'auto-cura non è egoismo, è un aspetto necessario per mantenere il nostro benessere, non è un lusso ma una necessità. Non è qualcosa che facciamo occasionalmente, ma è una pratica regolare e costante che dovrebbe essere integrata nella nostra routine quotidiana.

In sintesi, l'auto-cura è un approccio proattivo e continuativo per prendersi cura del proprio benessere fisico, mentale ed emotivo. Comprende l'individuazione dei propri bisogni e l'assunzione di provvedimenti per soddisfare tali bisogni in modo coerente e continuativo. Ci aiuta a migliorare il nostro umore, a ridurre l'ansia e la depressione, a ridurre il rischio di malattie croniche e a migliorare la nostra salute fisica e mentale complessiva, costruendo la nostra resilienza di fronte alle avversità.

Attività Di Auto-Cura

Non si può sottolineare abbastanza che ciò che funziona per una persona potrebbe non funzionare per un'altra. Ma è importante avere un punto di partenza. Considera queste 25 diverse attività di auto-cura e come potresti incorporarne alcune nella tua routine quotidiana:

1. **Mangiare** una dieta sana che includa una varietà di frutta, verdura, cereali integrali e proteine magre.

2. **Svolgere** attività fisica regolare come jogging, ciclismo, nuoto, yoga o sollevamento pesi.

3. **Dormire** a sufficienza ogni notte, puntando ad almeno 7-9 ore di sonno a notte.

4. **Praticare** la mindfulness attraverso la meditazione, esercizi di respirazione profonda o yoga.

5. **Leggere** per piacere o dedicarsi ad un hobby come la pittura, la scrittura o suonare uno strumento musicale.

6. **Trascorrere** del tempo all'aperto, sia che si tratti di fare una passeggiata, un'escursione o semplicemente sedersi nella natura.

7. **Tenere** un diario o scrivere i propri pensieri e sentimenti.

8. **Stabilire** dei confini e dire "no" alle richieste che non sono in linea con i propri valori e obiettivi.

9. **Praticare** la compassione verso se stessi ed essere gentili con se stessi.

10. **Svolgere** regolarmente la riflessione e l'introspezione.

11. **Ascoltare** musica o podcast.

12. **Imparare** qualcosa di nuovo o prendere una lezione.

13. **Fare** volontariato o contribuire alla comunità.

14. **Praticare** la gratitudine e il pensiero positivo.

15. **Farsi** fare un massaggio o visitare un centro benessere.

16. **Pianificare** una vacanza o un viaggio.

17. **Adottare** un animale domestico.

18. **Trascorrere** del tempo di qualità con i propri cari.

19. **Praticare** una buona igiene e cura del proprio aspetto.

20. **Fare** qualcosa di creativo come cucinare o cuocere al forno.

21. **Fare** un bagno o una doccia rilassante.

22. **Fare** una pennichella o un power nap.

23. **Organizzare** o declutterare il proprio spazio.

24. **Guardare** una commedia o un film preferito.

25. **Prendere** un buon libro e coccolarsi con una coperta.

È importante notare che le attività di auto-cura varieranno da persona a persona e ciò che funziona per una persona potrebbe non funzionare per un'altra. È importante trovare ciò che funziona meglio per te e fare dell'auto-cura una pratica regolare e costante nella tua vita. Inoltre, è importante cercare aiuto professionale se si ha difficoltà a mantenere il proprio benessere mentale ed emotivo, così come la salute fisica.

L'Impatto Dello Stress

Lo stress è la risposta del corpo ad una richiesta o minaccia, percepita o reale. È una reazione naturale e normale ad alcuni eventi o circostanze della nostra vita. Lo stress può essere causato da una vasta gamma di cose, come problemi legati al lavoro, difficoltà finanziarie, problemi relazionali, preoccupazioni per la salute o cambiamenti significativi nella vita.

Quando sperimentiamo lo stress, il nostro corpo rilascia ormoni come adrenalina e cortisolo, che ci preparano a rispondere alla minaccia o alla richiesta percepita. Questo è comunemente conosciuto come "combatti o fuggi". Questa risposta è utile in situazioni in cui è necessario agire rapidamente, come in caso di emergenza.

Tuttavia, quando siamo costantemente esposti a fattori di stress, il continuo rilascio di questi ormoni può avere effetti negativi sulla nostra salute fisica e mentale.

Lo stress acuto è uno stress a breve termine che si verifica in risposta ad un evento o situazione specifica, come un colloquio di lavoro o un incidente d'auto. Lo stress acuto di solito diminuisce una volta che l'evento è finito o la situazione è risolta.

Lo stress cronico, d'altra parte, è uno stress a lungo termine che si verifica in risposta a fattori di stress continuativi o irrisolti, come un lavoro impegnativo, difficoltà finanziarie o una relazione difficile. Lo stress cronico può avere un impatto significativo sulla nostra salute fisica e mentale, e può aumentare il rischio di sviluppare varie condizioni di salute come malattie cardiache, diabete e depressione. Lo stress cronico può anche esacerbare le condizioni di salute mentale esistenti, rendendole più difficili da gestire.

I sintomi dello stress possono variare da persona a persona e possono includere sintomi fisici come mal di testa, affaticamento, tensione muscolare e cambiamenti nell'appetito, così come sintomi emotivi come ansia, irritabilità e depressione.

Lo stress può anche portare a cambiamenti nel nostro comportamento come il sovra-alimentazione, il fumo, l'abuso di alcol e droghe, che possono ulteriormente influire sul nostro benessere mentale ed emotivo. Può anche influire sulla nostra capacità di pensare chiaramente, prendere decisioni e ricordare le cose. Ciò può rendere difficile svolgere bene il lavoro o la scuola e può rendere più difficile formare e mantenere relazioni. Può influire sui nostri schemi di sonno, portando a insonnia o difficoltà ad addormentarsi, che possono esacerbare i sintomi mentali ed emotivi. Lo stress può anche indebolire il sistema immunitario, rendendo più difficile per il nostro corpo combattere infezioni e malattie, il che può ulteriormente influire sulla nostra salute e benessere complessivi.

È importante notare che, sebbene lo stress sia una risposta normale e naturale, è importante gestire lo stress in modo efficace al fine di mantenere il nostro benessere. Ciò può includere l'individuazione e l'affronto delle fonti di stress, la pratica dell'auto-cura e il ricorso all'aiuto professionale se necessario.

In sintesi, lo stress è la risposta del corpo ad una richiesta o minaccia, percepita o reale. Può essere causato da una vasta gamma di cose e può avere effetti negativi sulla salute fisica e mentale quando diventa cronico. È importante gestire lo stress in modo efficace al fine di mantenere il nostro benessere, individuando e affrontando le fonti di stress, praticando l'auto-cura e ricorrendo all'aiuto professionale se necessario.

Gestire Lo Stress

Molte delle attività di auto-cura menzionate in precedenza sono applicabili nella gestione dello stress e riportate qui di seguito per espandere alcune di quelle suggerite. Qui di seguito troverai alcune altre attività che potrebbero aiutare a gestire lo stress, ma in definitiva spetta a ogni individuo trovare ciò che funziona per sé e incorporare tali pratiche quotidianamente per aiutare a gestire lo stress:

Esercizi di respirazione profonda: questa tecnica aiuta a rallentare il battito cardiaco e a ridurre la pressione sanguigna, il che può aiutare a ridurre i sentimenti di stress e ansia.

Gestione del tempo: la priorizzazione delle attività e la gestione del tempo in modo efficace possono aiutare a ridurre i sentimenti di sovraccarico e stress.

Mindfulness: le tecniche di mindfulness come la meditazione e lo yoga possono aiutare a migliorare la concentrazione e a ridurre i sentimenti di stress e ansia.

Esercizio fisico: l'attività fisica regolare può aiutare a ridurre lo stress e migliorare la salute mentale e fisica complessiva.

Tecniche di rilassamento: tecniche come il rilassamento muscolare progressivo, l'immaginazione guidata e l'auto-ipnosi possono aiutare a ridurre i sentimenti di stress e tensione.

Supporto sociale: parlare con amici e familiari, o cercare supporto da un terapeuta o uno psicologo può aiutare a ridurre i sentimenti di stress e isolamento.

19

Scrivere un diario: scrivere i propri pensieri e sentimenti può aiutare a elaborare ed esprimere le emozioni, ed essere uno strumento utile per gestire lo stress.

Umore: ridere e trovare l'umorismo in situazioni può aiutare a ridurre lo stress e migliorare l'umore complessivo.

Priorità all'auto-cura: impegnarsi in attività di auto-cura regolari come l'esercizio fisico, una dieta sana e il riposo sufficiente può aiutare a migliorare il benessere complessivo e ridurre lo stress.

Individuare e affrontare la fonte di stress: individuare la fonte di stress e prendere provvedimenti per affrontarla può aiutare a ridurre e gestire efficacemente lo stress.

Alimentazione consapevole: mangiare consapevolmente e prestare attenzione ai cibi che si mangiano può aiutare a ridurre lo stress e migliorare il benessere complessivo.

Ascoltare musica o podcast: ascoltare musica o un podcast può distrarre, rilassare e migliorare il tuo umore da quelle fonti di stress nella tua vita.

Prendersi una pausa: prendere regolarmente delle pause durante il giorno può aiutare a ridurre i sentimenti di stress e migliorare la produttività complessiva.

Fare una passeggiata nella natura: essere nella natura può aiutare a ridurre i sentimenti di stress e ansia fornendo una sensazione di calma e tranquillità. Essere vicino a elementi naturali come piante e alberi può avere un effetto di ancoraggio e ricordarci della nostra connessione con il mondo naturale.

Praticare la gratitudine e il pensiero positivo: incorporare una mentalità giornaliera mirata può aiutare a ridurre e gestire il tuo stress.

Farsi fare un massaggio o visitare un centro benessere: fare dell'auto-cura fisica una pratica costante per aiutare a ridurre e gestire il tuo stress.

Engagi in un hobby o impara qualcosa di nuovo: Può essere qualsiasi cosa. Ripensa a quando eri bambino e alle passioni o ai pensieri su cui fantasticare. Scopri per la prima volta o riscopri qualcosa che ti tenga concentrato nell'apprendere qualcosa di nuovo o nello sviluppare qualcosa che ami fare.

Adotta un animale domestico: Avere un animale domestico può essere una grande fonte di sollievo dallo stress. Gli animali domestici possono aiutare a rilasciare l'ormone della felicità ossitocina attraverso il contatto fisico. Forniscono compagnia, un senso di responsabilità, migliorano l'umore attraverso il rilascio di endorfine che agiscono come analgesici naturali per il corpo, oltre che una grande fonte di pura gioia e risate.

Cerca aiuto professionale: Parlare con uno psicoterapeuta o uno psicologo può aiutare ad affrontare le cause sottostanti dello stress e sviluppare strategie di coping.

È importante notare che tecniche diverse possono funzionare meglio per persone diverse, è importante sperimentare con diverse tecniche e trovare ciò che funziona meglio per te. È anche importante cercare aiuto professionale se riscontri difficoltà nel gestire lo stress.

Esercizi Di Respirazione Profonda per Gestire Lo Stress

Gli esercizi di respirazione profonda sono un modo semplice ed efficace per gestire lo stress. Ecco alcuni esempi di esercizi di respirazione profonda che puoi provare:

Respiro diaframmatico: Siediti o distenditi in una posizione confortevole e posiziona una mano sul petto e l'altra sull'addome. Inspira profondamente attraverso il naso, permettendo all'addome di sollevarsi mentre riempi i polmoni d'aria. Espira lentamente attraverso la bocca, permettendo all'addome di scendere.

Respiro 4-7-8: Espira completamente attraverso la bocca, poi inspira silenziosamente attraverso il naso fino ad un conteggio mentale di quattro. Tieni il respiro per un conteggio di sette. Espira completamente attraverso la bocca fino ad un conteggio di otto.

Respiro a scatola: Siediti o distenditi in una posizione confortevole. Inspira per un conteggio di quattro, trattiene il respiro per un conteggio di quattro, espira per un conteggio di quattro, e trattenni ancora il respiro per un conteggio di quattro prima di ripetere.

Respiro alternato nasale: Siediti comodamente e utilizza il pollice destro per chiudere la narice destra. Inspira attraverso la narice sinistra, quindi usa l'anulare per chiudere la narice sinistra e rilascia il pollice per espirare attraverso la narice destra. Ripeti il processo, inspirando attraverso la narice destra ed espirando attraverso la narice sinistra.

Respiro addominale: Siediti o distenditi in una posizione confortevole. Posiziona una mano sul petto e l'altra sull'addome. Inspira profondamente, permettendo all'addome di sollevarsi mentre riempi i polmoni d'aria. Espira lentamente, permettendo all'addome di scendere.

È importante praticare gli esercizi di respirazione profonda regolarmente per ottenere i benefici. Puoi esercitarti con gli esercizi di respirazione profonda per alcuni minuti al giorno o quando ne senti il bisogno, quando ti senti stressato. È anche importante trovare un luogo e una posizione confortevoli per esercitare la respirazione profonda.

Tecniche Di Rilassamento per Gestire Lo Stress

Le tecniche di rilassamento sono un ottimo modo per gestire e ridurre lo stress. Ecco alcuni esempi di tecniche di rilassamento che puoi provare:

La tecnica di rilassamento muscolare progressivo (PMR): Questa tecnica comporta la tensione e il rilassamento di diversi gruppi muscolari del corpo, iniziando dai piedi e procedendo fino alla testa. Questo può aiutare a liberare la tensione e ridurre i sentimenti di stress e ansia.

Immaginazione guidata: Questa tecnica consiste nell'utilizzare la propria immaginazione per visualizzare una scena o un luogo pacifico, come una spiaggia o una foresta. Questo può aiutare a ridurre i sentimenti di stress e ansia fornendo una fuga mentale dagli stress della vita quotidiana.

Autoipnosi: Questa tecnica comporta l'utilizzo dell'ipnosi per rilassare la mente e il corpo e ridurre i sentimenti di stress e ansia.

Yoga: Lo yoga è una forma di esercizio fisico e mentale che può aiutare a ridurre lo stress e migliorare il benessere generale.

Tai Chi: Il Tai Chi è un'arte marziale che prevede movimenti lenti e fluidi e respirazione profonda. È una forma delicata di esercizio che può aiutare a ridurre lo stress e migliorare il benessere generale.

Meditazione: La meditazione è una pratica che prevede sedersi in silenzio e concentrarsi sul momento presente. Può aiutare a ridurre i sentimenti di stress e ansia promuovendo la consapevolezza e il rilassamento.

Addestramento autogeno: Questa tecnica comporta la ripetizione di frasi specifiche e la concentrazione sulle sensazioni del corpo, come calore o pesantezza, al fine di rilassarsi e ridurre lo stress. Una possibile frase da usare è: "Ogni giorno, in ogni modo, sto diventando sempre meglio". Ripeti queste frasi una dozzina di volte prima di andare a letto e quando ti svegli e guarda il tuo umore migliorare nel corso di alcune settimane di pratica.

Agopuntura: L'agopuntura è una tecnica di medicina tradizionale cinese che comporta l'inserimento di aghi sottili in punti specifici del corpo. Ciò può aiutare a ridurre lo stress e migliorare il benessere generale. Si prega di trovare un professionista qualificato per scoprire i benefici dell'agopuntura.

E' importante sperimentare con diverse tecniche di rilassamento e trovare quella che funziona meglio per te. Inoltre, è importante praticare regolarmente le tecniche di rilassamento per poter beneficiare dei loro effetti positivi.

Mangiare Consapevole

Mangiare consapevolmente comporta prestare attenzione all'atto del mangiare e di essere presenti nel momento durante il pasto. Ecco alcuni modi per praticare il mangiare consapevole:

Riservare del tempo per mangiare: Designare orari specifici per i pasti e gli spuntini e evitare di mangiare mentre si svolgono altre attività come guardare la TV o lavorare.

Rallenta: Prenditi il tempo per mangiare, mastica lentamente il cibo e assapora i sapori e le consistenze.

Prendi nota delle sensazioni di fame e sazietà: Presta attenzione ai segnali di fame e sazietà del tuo corpo e mangia quando hai fame e smetti quando sei sazio.

Elimina le distrazioni: Evita di mangiare di fronte a uno schermo o mentre fai altre attività.

Coinvolgi tutti i tuoi sensi: Dedica del tempo per notare i colori, gli odori e le consistenze del tuo cibo.

Mostra gratitudine: Prima di iniziare a mangiare, dedica un momento per mostrare gratitudine per il cibo che hai e per le persone che hanno contribuito a produrlo.

Pratica del mangiare consapevole regolarmente: Fa dell'alimentazione consapevole un'abitudine regolare, cerca di farlo almeno una volta al giorno, e aumenta gradualmente la frequenza.

Sii gentile con te stesso: Va bene sbagliare, non essere troppo duro con te stesso se trovi difficile mangiare consapevolmente, continua a praticare.

Ricorda che mangiare in modo consapevole è una capacità che può essere imparata e praticata nel tempo, non è qualcosa che potrai fare perfettamente fin da subito. È importante essere pazienti con se stessi e continuare a praticare.

Praticare la Gratitudine E Il Pensiero Positivo

La pratica della gratitudine e del pensiero positivo può essere un potente strumento per gestire e ridurre lo stress. Ecco alcuni modi per praticare la gratitudine e il pensiero positivo:

Tieni un diario della gratitudine: Scrivi alcuni cose per cui sei grato ogni giorno. Ciò può aiutare a spostare la tua attenzione dai pensieri negativi a quelli positivi.

Pratica la mindfulness: Dedica alcuni minuti ogni giorno per concentrarti sul momento presente e apprezzare ciò che hai, anziché concentrarti su ciò che ti manca.

Pratica le affermazioni positive: Ripeti frasi positive come "Sono forte", "Sono capace" o "Sono degno". Ciò può aiutare a spostare i pensieri negativi in quelli positivi.

Trova il lato positivo in situazioni difficili: Cerca di trovare il lato positivo nelle situazioni difficili, anziché concentrarti sugli aspetti negativi.

Mostra gratitudine agli altri: Mostra apprezzamento alle persone nella tua vita, che sia attraverso parole, azioni o piccoli gesti.

Fai qualcosa di gentile per qualcun altro: Aiutare gli altri può essere un ottimo modo per spostare la tua attenzione dai tuoi problemi al benessere degli altri, e può anche essere un modo per dimostrare gratitudine.

Sii grato per le piccole cose: Pratica la gratitudine per le piccole cose della vita, come un letto caldo, un buon pasto o una giornata di sole.

Pratica la visualizzazione: Immagina te stesso in una situazione positiva, visualizzala nella tua mente il più vividamente possibile, sentendo le emozioni e le sensazioni come se fossero reali.

È importante ricordare che la pratica della gratitudine e del pensiero positivo è una competenza che richiede tempo e pratica per svilupparsi, non è qualcosa che accadrà dall'oggi al domani. È inoltre importante ricordare che è normale avere pensieri e sentimenti negativi, non si tratta di eliminarli ma di spostare l'equilibrio verso i pensieri positivi.

L'Importanza Di Avere Un Sistema Di Supporto

Avere un sistema di supporto è importante per mantenere il benessere mentale ed emotivo, così come per far fronte allo stress e ad altre sfide. Un sistema di supporto può consistere di amici, familiari, o professionisti. Ecco alcune ragioni per cui avere un sistema di supporto è importante:

Supporto emotivo: Avere persone con cui parlare dei propri sentimenti, pensieri e preoccupazioni può fornire supporto emotivo, il che può contribuire a ridurre i sentimenti di stress, ansia e isolamento.

Supporto sociale: Avere persone con cui trascorrere del tempo può fornire supporto sociale, il che può contribuire a migliorare il benessere generale, ridurre lo stress e migliorare la salute mentale.

Assistenza nella risoluzione dei problemi: Avere un sistema di supporto può aiutarti a trovare soluzioni ai problemi, a ottenere diverse prospettive su una situazione e ad agire per trovare soluzioni.

Incentivazione e motivazione: Un sistema di supporto può fornire incentivi e motivazione per perseguire obiettivi e apportare cambiamenti positivi nella propria vita.

Senso di appartenenza: Avere un sistema di supporto può fornire un senso di appartenenza e di connessione, il che può contribuire a migliorare il benessere generale e ridurre i sentimenti di stress e isolamento.

Aiuto professionale: Un sistema di supporto può includere anche l'aiuto professionale, come un terapeuta, uno psicologo o un coach, che può fornire orientamento e supporto per affrontare problemi di salute mentale e gestire lo stress.

È importante notare che il sistema di supporto può assumere forme diverse e che le persone possono avere preferenze diverse. È importante trovare il sistema di supporto giusto che funziona per te. È anche importante ricordare che chiedere aiuto è normale, non è un segno di debolezza ma di forza.

Costruire Un Sistema Di Supporto

Costruire un sistema di supporto può richiedere del tempo, ma è un passo importante per mantenere il benessere mentale ed emotivo. Ecco alcuni modi per costruire un sistema di supporto:

Contatta amici e familiari: trascorri del tempo con le persone in cui hai fiducia e con cui ti senti a tuo agio a parlare. Fagli sapere che apprezzi il loro supporto e che sei lì anche per loro.

Unisciti a un gruppo di supporto: unisciti a un gruppo di supporto in base alle tue esigenze specifiche, che sia un gruppo per persone con una particolare condizione di salute, un gruppo per persone che stanno passando un momento difficile o un gruppo per persone che condividono un interesse comune.

Collegati con persone online: unisciti a comunità online o gruppi sui social media correlati alle tue esigenze specifiche.

Fai volontariato: coinvolti in attività e organizzazioni di volontariato. Questo può essere un ottimo modo per incontrare nuove persone e fare nuove connessioni, mentre si contribuisce alla propria comunità.

Sviluppa nuovi hobby e interessi: prenditi un nuovo hobby o attività, o unisciti a un club o a una classe. Questo può essere un ottimo modo per incontrare nuove persone che condividono i tuoi interessi.

Cerca aiuto professionale: considera di cercare aiuto professionale come un terapeuta, un consulente o un coach per fornire orientamento e supporto nel trattamento delle questioni di salute mentale e nel coping con lo stress.

Fai un piano: pianifica di costruire il tuo sistema di supporto e stabilisci obiettivi per te stesso. È importante essere proattivi nella costruzione del tuo sistema di supporto e di non avere paura di chiedere aiuto.

Mantieni la mente aperta: costruire un sistema di supporto può richiedere tempo, non scoraggiarti se non accade subito, mantieni la mente aperta e sii persistente, incontrerai le persone giuste al momento giusto.

È importante avere un sistema di supporto diversificato, che includa diversi tipi di persone, come familiari, amici, aiuto professionale e comunità online. In questo modo, si possono avere diverse fonti di sostegno per diversi bisogni. Ricorda che la costruzione di un sistema di supporto è un processo continuo, è importante continuare a lavorarci e non avere paura di chiedere aiuto.

Supporto Professionale

Il supporto professionale, come la terapia o la consulenza, può essere un componente importante di un sistema di supporto per gestire e ridurre lo stress. Ecco alcuni motivi per cui il supporto professionale è importante:

Esperti: terapeuti e counselor sono professionisti formati che hanno competenze nell'affrontare problemi di salute mentale, stress e benessere emotivo. Possono fornire guida e supporto nell'affrontare problemi specifici.

Confidenzialità: il supporto professionale fornisce un ambiente sicuro e confidenziale per parlare di questioni personali e sensibili.

Obiettività: un terapeuta o un counselor può fornire una prospettiva oggettiva su una situazione e può aiutare a identificare modelli o comportamenti che possono contribuire allo stress o ai problemi di salute mentale.

Trattamento basato sull'evidenza: la terapia e la consulenza sono trattamenti basati sull'evidenza che hanno dimostrato di essere efficaci nell'affrontare i problemi di salute mentale e ridurre lo stress.

Identificazione di problemi sottostanti: un terapeuta o un counselor può aiutare a identificare problemi sottostanti che possono contribuire allo stress o ai problemi di salute mentale e può aiutare a sviluppare strategie per affrontarli.

Creazione di un senso di controllo: il supporto professionale può aiutare le persone a sentirsi più in controllo dei loro pensieri, sentimenti e comportamenti, che può essere un modo efficace per ridurre lo stress.

Crescita personale: il supporto professionale può aiutare le persone a imparare nuove tecniche di coping, acquisire una maggiore consapevolezza di sé e dei propri comportamenti e lavorare verso la crescita personale e il miglioramento di sé.

Ambiente di supporto: il supporto professionale fornisce un ambiente di supporto e non giudicante in cui le persone possono esprimersi liberamente e ricevere guida e supporto.

È importante notare che la terapia e la consulenza non sono universali, diversi approcci e diversi terapeuti possono funzionare meglio per persone diverse, è importante trovare quello giusto per te. È anche importante ricordare che il supporto professionale non è un segno di debolezza, ma un segno di forza per prendere il controllo del proprio benessere mentale ed emotivo.

Informazioni Sull'Autore

Antonio è un padre di due bambini che ama molto. Lavora nel campo dell'istruzione da quasi venticinque anni, principalmente con studenti dai 5 ai 21 anni. Crede che l'istruzione di base sia la chiave per sostenere più persone in tutto il mondo. Sapere come gestire il proprio benessere mentale ed emotivo potrebbe alleviare tanto dolore nel mondo. La sua speranza è che un giorno ogni medico di base distribuirà questo manuale a ogni paziente, solo così avranno le basi per sostenere il loro benessere mentale ed emotivo. L'educazione è veramente lo strumento più potente che abbiamo per trasformare il futuro.

Disconoscimento Legale

I manuali tradotti prodotti utilizzando il software open AI sono forniti solo a scopo informativo. L'autore di questi manuali non fornisce alcuna rappresentazione o garanzia di alcun tipo, espressa o implicita, riguardo all'accuratezza, affidabilità, completezza o idoneità delle traduzioni generate dal software open AI.

L'autore non assume alcuna responsabilità per eventuali errori o omissioni nei manuali tradotti o per qualsiasi interpretazione errata del testo tradotto. L'uso dei manuali tradotti e la dipendenza dal loro contenuto è esclusivamente a rischio dell'utente.

In nessun caso l'autore sarà responsabile per eventuali danni, compresi, a titolo esemplificativo e non esaustivo, danni diretti o indiretti, speciali, incidentali, o conseguenti, perdite o spese derivanti dall'uso dei manuali tradotti o dall'impossibilità di usarli o per eventuali errori o omissioni nel loro contenuto.

Questo manuale è stato una collaborazione tra l'autore e una piattaforma di intelligenza artificiale aperta, con l'unico scopo di aiutare le persone in tutto il mondo, e di aiutare ad educare tutti ad essere informati su come sostenere il proprio benessere mentale ed emotivo.

Prima Edizione: 2023
ISBN: 9798378276561

Commenti Sul Contenuto: Inviare tutti i commenti a **www.handbooksforhumanity.com**

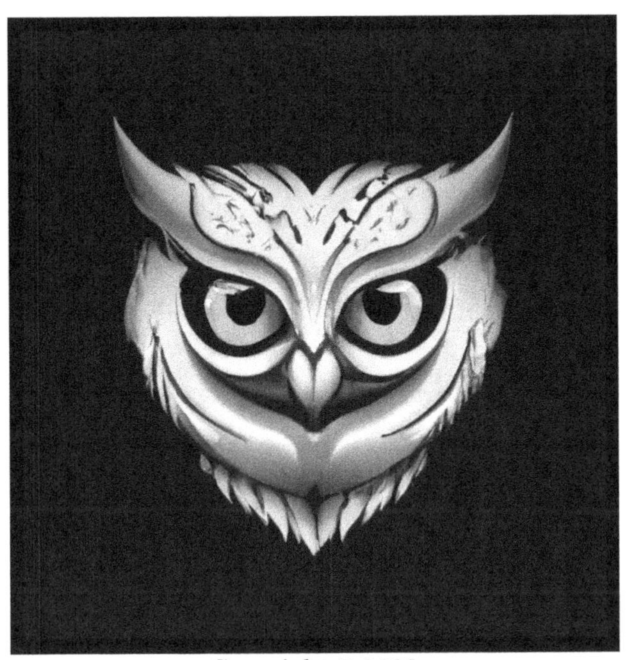

Copyright © 2023
Gufo Publishing